Note pour servir à l'Histoire des Affections bulleuses,

par M. le D⁰ L. BROCQ.

(Communication faite au Congrès de Dermatologie et de Syphiligraphie, tenu à Paris en août 1889.)

Depuis que j'ai publié mon étude sur la dermatite herpétiforme de Duhring, j'ai pu observer dans les divers services de l'hôpital Saint-Louis un assez grand nombre de cas qui me paraissent devoir être rattachés à cette dermatose. Je n'ai pas l'intention de me servir de ces documents qui, d'ailleurs, ne m'appartiennent pas, et je ne veux, dans cette courte note, que faire connaître deux observations absolument inédites : l'une, qui m'est personnelle, l'autre, qui m'a été gracieusement communiquée par mon collègue et ami, M. le professeur Gémy, d'Alger, auquel j'adresse tous mes plus vifs remerciements.

Dans le cas qui m'est personnel, il s'agit d'un vieillard de quatre-vingt-six ans que j'ai observé en ville en avril et mai 1888. L'éruption dont il était atteint avait débuté vers la fin de janvier 1888 d'une manière brusque par une sensation extrêmement violente de prurit et de brûlure généralisés. Peu après on vit survenir sur les bras et sur les jambes des plaques rouges érythémateuses, comme urticariennes ; enfin, parurent des bulles qui prirent rapidement le caractère hémorragique, surtout vers les membres inférieurs. Tel fut le début apparent de l'affection. Mais, en interrogeant avec soin le malade, on apprend que depuis six ans déjà il est sujet tous les ans à des crises de démangeaisons des plus vives, qui disparaissent pendant quelque temps pour revenir ensuite, et qui s'accompagnent d'éruptions sur lesquelles il ne peut donner de détails précis.

Depuis le commencement de mars 1888, les lésions cutanées ont constamment empiré et elles se sont peu à peu étendues à toute la surface des téguments, sauf l'extrémité céphalique.

Lorsque je le vis pour la première fois, le 18 avril, je le trouvai assez vigoureux, fort bien conservé pour son grand âge, mais très nerveux, impressionnable et irritable ; il paraît qu'il l'a d'ailleurs toujours été. Il peut se lever, marcher ; l'appétit est conservé ; il n'y a pas de fièvre, pas d'albumine ni de sucre dans les urines.

Les jambes et les pieds, les mains et les avant-bras sont fort œdématiés : la peau y est tendue, luisante, douloureuse au toucher. Ces régions sont couvertes : 1° de plaques érythémateuses pour la plupart figurées, circinées, à centre plus pâle que les bords, de grandeurs variables ; 2° de petites vésicules groupées sur les circinations érythémateuses, ou isolées, assez rares ; 3° de bulles fort nombreuses, au contraire, de grandeurs et de formes très variables : les unes, hémisphériques, tendues ; d'autres, flasques ; d'autres, fort irrégulières ; certaines, très volumineuses par confluence. Elles semblent être d'abord transparentes, puis elles deviennent opaques, enfin franchement purulentes, à mesure qu'elles vieillissent. La plupart sont excoriées et ouvertes, car elles sont le siège d'une démangeaison des plus vives et le malade se sent soulagé quand il les a crevées.

Certaines semblent naître d'emblée sur la peau saine ; la plupart siègent sur les plaques érythémateuses. Les bulles excoriées laissent voir un derme rouge un peu humide, semblable à une surface de vésicatoire : çà et là, il existe des macules, vestiges de bulles anciennes.

L'éruption est un peu moins accentuée sur les cuisses, sur les fesses et sur les bras. Elle est confluente au niveau des organes génitaux. Sur le tronc, il n'y a que quelques plaques érythémateuses circinées, portant çà et là des bulles. Vers les seins, les lésions forment de véritables plaques rouges avec induration et infiltration assez profondes des téguments : elles y sont le siège d'une sensation de tension fort pénible, et même de douleurs vives ; dans le dos, on voit en outre de nombreuses petites papules sèches sans la moindre vésiculation, çà et là disséminées, fort prurigineuses.

La face et les muqueuses buccale et pharyngée sont indemnes.

Je revois le malade vers le 3 mai. Son état général a beaucoup changé. Il est devenu très faible ; il a de l'insomnie, de l'agitation, une nervosité excessive. Il a de véritables crises de désespoir et de rage dès qu'on lui enlève son pansement, tant les sensations de prurit et de brûlure sont intenses. Cependant, il n'a pas encore de diarrhée, mais il n'a plus d'appétit et ne veut plus prendre ni aliments, ni médicaments. L'éruption a encore augmenté : le tronc est très envahi. Seules, la face et les muqueuses restent indemnes.

L'état continue à s'aggraver rapidement, et le malade succombe vers la fin du mois de mai, épuisé par l'inanition, la diarrhée et les souffrances intolérables qu'il a endurées. Il est inutile d'ajouter que toute autopsie et toute biopsie furent impossibles.

D'après la courte description qui précède, on voit que l'éruption, dans ce cas, était bien l'éruption typique de la variété polymorphe de la dermatite herpétiforme de Duhring. Les phénomènes douloureux observés étaient également caractéristiques de cette dermatose. Le seul point par lequel notre cas semble, au premier abord, différer du type habituel de la maladie de Duhring, est sa courte durée apparente, quatre mois à peine depuis le début de la grande poussée éruptive jusqu'à la mort. Ce ne serait pas là, à notre avis du moins, une raison suffisante pour ne pas en faire une dermatite herpétiforme, car le grand âge du sujet, quatre-vingt-six ans, est une explication bien suffisante de cette terminaison rapide. Mais nous avons fait remarquer dans l'observation que le malade souffrait en réalité depuis six ans de phénomènes prurigineux et éruptifs récidivants qui revenaient sans cesse, et qui étaient sans aucun doute les premières poussées successives de la dermatose terminale.

En réalité, nous avons donc ici un cas typique et mortel de notre dermatite polymorphe prurigineuse chronique à poussées successives, chez un vieillard de quatre-vingt-six ans. Ce fait nous paraît être assez intéressant à deux titres : c'est, à notre connaissance, le cas publié où la dermatite herpétiforme s'est manifestée le plus tard ; d'autre part, cette maladie qui, d'ordinaire, n'affecte qu'assez peu l'état général, et ne met que bien rarement la vie en danger, semble avoir ici précipité la terminaison fatale : mais, nous le répétons, l'âge du sujet était tellement avancé, qu'il fallait *a priori* s'attendre à cette issue funeste. Nous ne pouvons oublier toutefois le cas de M. le Dr E. Vidal, que nous avons relaté dans notre travail et dans lequel un vieillard de quatre-vingt-un ans guérit complètement d'une attaque de dermatite herpétiforme.

Voici maintenant l'observation, fort résumée, de M. le professeur Gémy. Il l'a intitulée : *Dermatite polymorphe prurigineuse récidivante.*

Il s'agit d'un négociant âgé de cinquante ans, sujet aux migraines, fils d'une mère rhumatisante, et qui, vers l'âge de vingt-cinq ans, fut atteint d'une éruption dont les premières manifestations se montrèrent en mai : elle était caractérisée par des boutons fort prurigineux, surtout pendant la nuit, qui causaient de l'insomnie et qui déterminaient un agacement nerveux des plus accentués. Cet homme, dont la constitution est plutôt lymphatique, finit peu à peu, grâce à ces souffrances, par se transformer en névropathe. C'est d'ailleurs le seul trouble général que l'on ait constaté chez lui.

L'éruption disparut en octobre, après cinq ou six mois de durée. Les années suivantes, elle se reproduisit à la même époque avec les mêmes caractères, la même marche, le même prurit, la même durée, la même terminaison.

M. le professeur Gémy vit ce malade pour la première fois en juin 1881, dix-huit ou dix-neuf ans après le début de son affection. L'éruption est essentiellement polymorphe. Elle est constituée par des papules de la dimension d'une petite lentille, par des vésico-pustules qui paraissent leur être consécutives, par de petites bulles. Tous ces éléments confondus sont disséminés ou confluents, disposés sans symétrie et siègent surtout sur les membres supérieurs et inférieurs, et en moins grand nombre sur l'abdomen, le dos et les flancs ; la poitrine n'est que peu atteinte. La face, les mains, les pieds et le cuir chevelu sont indemnes.

Chacune de ces lésions a une durée moyenne de quinze à vingt jours, mais, chaque jour, il s'en produit de nouvelles ; l'éruption se fait, en somme, par poussées à peu près quotidiennes qui ne cessent que vers les mois d'octobre ou de novembre. Tout rentre alors dans l'ordre et, jusqu'au printemps prochain, tout vestige d'éruption disparaît ; il ne reste même pas de cicatrices ni de pigmentations.

Quand l'éruption doit se produire, le malade éprouve d'abord une sensation de chatouillement en certains points des bras et des jambes, partout où les papules doivent apparaître. Ce phénomène survient surtout la nuit ; le lendemain, on constate en ces points des taches rouges qui deviennent papuleuses dans le courant de la journée. Au bout de vingt-quatre ou de quarante-huit heures, la papule se couronne d'une vésico-pustule ; trois ou quatre jours après, il se forme une croûtelle jaunâtre plus ou moins épaisse qui tombe au bout de quelques jours pour se reproduire une ou deux fois et disparaître enfin définitivement en laissant à sa place une tache pigmentée.

Certaines papules restent toujours à l'état de papule simple et ne portent jamais à leur sommet de vésico-pustule.

La lésion élémentaire peut aussi être d'emblée une bulle de dimensions variables qui ne dépassent jamais cependant celles d'un gros pois : Au bout de vingt-quatre heures, le liquide de la bulle se trouble ; la bulle s'ouvre et il se forme une croûtelle ou une desquamation épidermique avec tache rosée.

L'état général est toujours excellent : cependant, lorsque l'éruption va commencer, le malade ressent quelques jours d'avance des malaises, un état de nervosité plus accentué ; il a une migraine plus violente que ses migraines habituelles. Pendant la durée de l'éruption, les migraines sont au contraire moins violentes et plus rares.

Le traitement consista en un régime sévère, des alcalins, de l'arséniate de soude et des onctions avec une pommade au naphtol à 10 p. 100. Il amena une amélioration notable.

En 1886, le malade eut, le 12 novembre, une attaque de rhumatisme articulaire aigu, ce qui ne l'empêcha pas d'avoir, en 1887, sa poussée éruptive habituelle, mais moins forte.

Il est évident que l'on ne peut ranger le fait qui précède dans la même catégorie que notre première observation. Il s'agit en effet d'une éruption surtout papuleuse, papulo-vésiculeuse et pustuleuse, bulleuse, mais ne présentant que de petites bulles, et qui évolue par poussées successives annuelles de cinq à six mois de durée se répétant tous les étés pour disparaître pendant l'hiver. Ce ne sont plus ni les allures ni l'aspect de notre premier cas.

On pourrait même se demander s'il ne s'agit pas là d'une urticaire chronique bulleuse, mais il est dit expressément dans l'observation que certaines bulles se produisaient d'emblée sur la peau saine, et cela seul suffit pour trancher cette question.

On aurait probablement, autrefois, dénommé ce fait pemphigus pruriginosus à petites bulles, hydroa pruriginosum, pemphigus successif, etc...; mais, en réalité, jusque dans ces derniers temps, ces éruptions étaient fort mal étudiées.

Or, si l'on veut se reporter au travail sur la dermatite herpétiforme que nous avons publié en 1888, dans les *Annales de Dermatologie*, on y verra qu'il existe en réalité des liens assez étroits entre cette éruption polymorphe récidivante et la dermatite herpétiforme typique. Bien que les larges plaques érythémateuses fassent ici défaut et que les bulles soient toujours de petites dimensions, on retrouve cependant, dans l'observation de M. le professeur Gémy, le polymorphisme de l'éruption, les phénomènes douloureux, le nervosisme du malade, l'intégrité de l'état général. On sait de plus que les cas typiques de dermatite herpétiforme, peuvent, à certaines périodes de leur évolution, procéder par poussées successives séparées par des intervalles assez longs de santé parfaite.

Nous avons démontré, dans le mémoire auquel nous venons de faire allusion, que les cas semblables à celui de M. le professeur Gémy forment un trait d'union entre notre dermatite polymorphe prurigineuse chronique à poussées successives et certains autres faits, les uns bien connus, comme l'herpes gestationis ou dermatite polymorphe prurigineuse récidivante de la grossesse ; les autres encore mal définis, comme ceux que nous avons étudiés sous le nom de dermatites polymorphes prurigineuses aiguës. Nous en avons fait un groupe secondaire sous le nom de dermatite polymorphe prurigineuse subaiguë récidivante : les observations XXXIII, XXXIV, XXXV et XXXVI de notre travail peuvent en être considérées comme des exemples plus parfaits, car l'éruption y est bien plus polymorphe que dans le cas de M. le professeur Gémy. Ces faits sont caractérisés par des attaques successives de plusieurs mois de durée séparées les unes des autres par des intervalles d'accalmie complète.

Ils sont très voisins de nos éruptions polymorphes prurigineuses aiguës récidivant sans date fixe (obs. K. L. M. M', et surtout N. O. P. R., de notre travail), qui n'en diffèrent que par des nuances plus ou moins accentuées de moindre durée des poussées éruptives.

Dans les faits auxquels nous venons de faire allusion, les récidives ne se sont pas produites à date fixe, tandis que dans le cas de M. le professeur Gémy, la périodicité de l'éruption est des plus remarquables. Nous retrouvons cette périodicité dans le cas publié par Duhring, le 7 mars 1885, dans le *Medical News :* dans cette observation, la dermatite herpétiforme ne se montra en effet qu'en hiver pendant les cinq premières années, puis elle devint continuelle. Nous la retrouvons encore dans quelques-unes de nos dermatites polymorphes prurigineuses aiguës. C'est ainsi que, dans l'observation XXVI de la thèse de Nodet (obs. J. de notre travail), le malade, depuis cinq ans, était pris tous les ans, vers le mois de mars, d'une éruption érythémateuse, vésiculeuse, prurigineuse; que, dans le cas de Saundby (obs. I de notre travail), il s'agit d'un homme âgé de trente ans, qui, depuis l'âge de huit ans, était atteint chaque année, au mois d'août, d'une éruption constituée par des vésicules et des bulles avec aréole inflammatoire, douloureuses, prurigineuses.

Il est évident qu'il existe de frappantes analogies entre tous ces faits. Doit-on les laisser dans les groupes morbides distincts où ils ont été placés jusqu'ici? Les uns dans les pemphigus, les autres dans l'hydroa avec une épithète quelconque, d'autres dans l'érythème polymorphe? Nous ne le pensons pas. D'autre part, il nous semble qu'on ne peut ranger sous une seule et même étiquette tous ces cas aigus et chroniques, bénins et graves.

C'est pour obvier à tous ces inconvénients que nous avons proposé notre classification provisoire des dermatites polymorphes prurigineuses ou mieux douloureuses.

Nous avons divisé les affections présentant le syndrome de dermatite polymorphe douloureuse en :

I. *Dermatites polymorphes douloureuses chroniques à poussées successives*, comprenant les sous-variétés objectives : érythémato-papuleuse, érythémato-vésiculeuse, bulleuse, pustuleuse, et surtout polymorphe ou typique, d'après l'aspect même de l'éruption, aspect qui peut d'ailleurs varier chez un même sujet suivant les phases de la maladie.

II. *Dermatites polymorphes douloureuses subaiguës ou bénignes,* comprenant, au point de vue de l'évolution, deux groupes secondaires :

a. — Le premier, caractérisé par des attaques successives séparées l'une de l'autre par des intervalles de calme complet — *dermatites polymorphes douloureuses subaiguës récidivantes ;*

b. — Le second, caractérisé par une attaque unique composée de plusieurs poussées éruptives successives presque toujours subintrantes, dont la durée totale est d'un an et demi à cinq mois.

Dans chacun de ces deux groupes secondaires on retrouve les sous-variétés objectives que nous venons de mentionner pour les dermatites chroniques ; elles ont peut-être même ici encore plus d'importance, et permettent d'établir des sous-variétés nettement tranchées : herpétiforme, papuleuse, vésiculeuse, bulleuse, pustuleuse, etc. En effet, dans certains de ces faits, l'éruption est nettement polymorphe et ce sont là les cas typiques ; dans certains autres, il n'y a que des papulo-vésicules, des papulo-pustules, de petites bulles comme dans le cas de M. le professeur Gémy.

III. *Dermatites polymorphes douloureuses aiguës*, lesquelles sont récidivantes ou non et ont une intensité et une durée des plus variables, qui permettent d'établir les traits d'union les plus évidents entre les groupes précédents et les éruptions vraiment dignes de l'épithète d'aiguë. Nous répéterons à propos de ce groupe ce que nous avons déjà dit à propos du groupe précédent au point de vue des sous-variétés objectives.

IV. *Dermatites polymorphes douloureuses récidivantes de la grossesse* ou herpes gestationis, caractérisées par ce grand fait que l'éruption ne revient qu'à l'occasion d'une grossesse, soit pendant le cours même de la gestation, soit pendant la première semaine qui suit l'accouchement.

Il nous semble que cette classification nouvelle des éruptions polymorphes douloureuses facilite l'intelligence de certains cas, et nous croyons qu'elle rendra beaucoup plus aisée l'étude de ces affections encore si obscures.

Quant aux dénominations que nous avons provisoirement adoptées, nous reconnaissons qu'elles sont trop longues pour être définitives : on les remplacera par celles que l'on voudra ; nous sommes tout prêts à les adopter, car, à notre avis du moins, ce qu'il faut avant tout éviter ce sont des querelles de mots, et le nom n'est et ne doit être ici qu'une chose purement accessoire.

1952. — Paris. Typographie Gaston Née, 1, rue Cassette.

www.ingramcontent.com/pod-product-compliance
Lightning Source LLC
LaVergne TN
LVHW020902200726
843508LV00003B/1307